DU RÉGIME

DANS

L'ÉTAT FÉBRILE

ET DANS

LA CONVALESCENCE

ÉTUDES D'APRÈS L'ÉCOLE DE COS

PAR

Victor AUDHOUI

MÉDECIN DES HOPITAUX

Rédacteur en chef de la *Thérapeutique contemporaine*

PARIS

ADRIEN DELAHAYE ET E. LECROSNIER, ÉDITEURS

Place de l'École-de-Médecine

1881

DU RÉGIME
DANS
L'ÉTAT FÉBRILE
ET DANS
LA CONVALESCENCE

ÉTUDES D'APRÈS L'ÉCOLE DE COS

PAR

Victor AUDHOUI

MÉDECIN DES HOPITAUX

Rédacteur en chef de la *Thérapeutique contemporaine*

PARIS

ADRIEN DELAHAYE ET E. LECROSNIER, ÉDITEURS

Place de l'École-de-Médecine

1881

DU RÉGIME

DANS

L'ÉTAT FÉBRILE

ET DANS

LA CONVALESCENCE

PREMIÈRE ÉTUDE

De l'alimentation dans l'État fébrile.

Dans l'*État fébrile,* dit Hippocrate, le malade ne doit jamais cesser d'être alimenté, la nourriture doit être ténue et rafraîchissante, enfin sa quantité doit être réglée d'après la sensation qu'éprouve le corps, d'après la nature de la maladie et d'après le tempérament du malade.

Jetons un coup d'œil sur chacune de ces règles ; et découvrons largement, s'il est possible, la pensée du vieux Maître grec.

PREMIÈRE RÈGLE

Dans l'État fébrile, le malade ne doit jamais cesser d'être alimenté.

L'activité *nutritive altérante* s'exerce sur les *aliments* ingérés tous les jours et sur les *masses organiques* qui ne sont, en définitive, que de la matière alimentaire *accumulée* ou *assimilée.*

Lorsque l'activité nutritive altérante cesse de s'exercer sur les aliments, il en résulte un état qu'on nomme *inanition.* L'inanition, d'ailleurs, est toujours instante : elle commence, en effet, au moment précis où se termine la dernière digestion.

Lorsque l'activité nutritive altérante détruit, sans les reproduire, les masses organiques, il en résulte un état qu'on appelle *émaciation* ou *consomption.* L'émaciation est la conséquence d'un grand nombre de causes ; mais la première et la principale est l'inanition.

La *fièvre* est une *affection consomptive.*

L'activité nutritive altérante, troublée dans l'état fébrile, s'exerce essentiellement aux dépens des masses organiques ; et, quoique les pertes subies de la sorte soient considérables, cependant, le besoin de les réparer est aboli ou très affaibli : l'organisme fébricitant détruit les matières accumulées ou assimilées et ne les reproduit pas.

Mais l'état fébrile trouble en même temps, affaiblit et supprime même l'action des organes digestifs : le goût se perd, l'appétit diminue et cesse, la nourriture inspire une répugnance invincible, les digestions sont laborieuses ou nulles, et l'activité nutritive altérante ne peut plus s'exercer, comme à l'ordinaire, sur les aliments. Ainsi, la fièvre provoque une *affection des organes digestifs* qui rend l'alimentation plus ou moins difficile, quelquefois même impossible, et produit l'inanition.

Dans l'état fébrile, il y a donc tout ensemble *consomption* et *inanition;* et l'émaciation que produit le défaut de nourriture s'y complique avec la consomption fébrile.

La consomption fébrile et l'inanition n'ont pas le même degré de gravité. La consomption fébrile n'est pas immédiatement grave. Elle ne tue jamais dans les maladies aiguës ; dans les maladies chroniques, elle ne tue qu'après un temps fort long : la *fièvre hectique* en est la preuve. L'inanition, au contraire, épuise très rapidement l'énergie et anéantit en quelques jours l'organisme.

Mais la privation d'aliments, c'est-à-dire l'*abstinence,* a un autre effet : un organe qui n'agit pas s'affaiblit promptement, s'altère, et sa fonction se pervertit ; et la reprise de son activité naturelle sera d'autant plus laborieuse que l'inaction aura été plus prolongée.

L'abstinence portée à l'extrême, en supprimant l'action des organes digestifs, les affaiblit et en trouble les fonctions. Un estomac qui n'agit plus depuis longtemps ne tolère pas d'abord la nourriture ; la reprise de l'alimentation devient difficile, ce qui rend la convalescence plus longue et plus périlleuse.

Ainsi, dans l'état fébrile, il est nécessaire de fournir un aliment à l'activité nutritive altérante et de ne pas laisser trop longtemps sans agir les organes digestifs. Or, ces deux conditions se confondent en une règle commune : le *fébricitant ne doit jamais cesser d'être alimenté.*

SECONDE RÈGLE

La nourriture doit être ténue et rafraîchissante.

La fièvre, comme *affection irritante*, exige l'emploi des moyens capables de maintenir la surexcitation des vaisseaux et la chaleur contre nature dans un degré modéré. Le premier et le plus puissant de ces moyens est l'alimentation insuffisante, autrement dit une *nourriture ténue*. Viennent ensuite les différents remèdes *tempérants*, tels que les *analeptiques émollients, l'air pur et frais* et les *tempérants émollients*, parmi lesquels se distingue l'*eau commune*.

L'emploi d'une nourriture rafraîchissante et ténue est également indiqué par la lésion fébrile des organes digestifs. En même temps que ces organes sont affaiblis par la fièvre, l'affection de leur membrane muqueuse participe de l'irritation universelle. Il est donc nécessaire de réduire les aliments et de donner exclusivement ceux qui, faciles à digérer, peuvent modérer tout ensemble l'irritation de la muqueuse de l'estomac et de l'intestin.

L'alimentation appropriée à la nature de l'état fébrile a reçu le nom de *diète*. La diète commence à l'*abstinence absolue* et se termine à l'*alimentation ordinaire*. Entre ces deux extrêmes, il y a des degrés variés à l'infini qu'on peut rattacher cependant à deux formes principales.

La première forme de la diète, *diète absolue* si l'on veut, n'admet que le *bouillon,* les *décoctions tirées des céréales*, les *crèmes de riz* ou *d'orge*, les *panades légères.* Elle était représentée chez les anciens Grecs par la célèbre *Ptisane*.

Les médecins grecs du cinquième siècle distinguaient deux sortes de compositions préparées avec l'*orge mondé :*

1° La décoction d'orge : *suc de Ptisane*, *Ptisane passée ;*

2° La crème d'orge : *Ptisane entière*, *Ptisane non passée* ou simplement *Ptisane*. C'était une *bouillie d'orge* plus ou moins épaisse et diversement assaisonnée.

Voici, d'après Em. Littré, la formule de cette dernière composition :

« Mettez *une partie* d'orge mondé dans *dix parties* d'eau. Faites bouillir jusqu'à ce que l'orge se gonfle ; ajoutez une très petite quantité de vinaigre, puis un peu d'huile. Lorsque la cuisson sera complète, salez. »

Il y avait, sans doute, plusieurs manières de préparer cette composition culinaire.

« L'orge, dit Hippocrate, est un aliment agréable, facile à digérer, laxatif et rafraîchissant ; et il loue ceux qui l'ont choisie pour nourrir les malades affectés de maladies fébriles aiguës ».

Mais l'emploi de l'orge comme analeptique tempérant, dans la cure de ces maladies, n'appartient plus qu'à l'histoire. Nous avons substitué aux antiques préparations de ptisane le *bouillon* simple ou additionné de pain et de pâtes alimentaires. Pour l'aspect, l'odeur, la saveur et la facile digestion, le bouillon et les potages de nos ménagères sont sans doute bien supérieurs à la ptisane passée ou non passée, claire ou épaisse des ménagères d'Ionie.

La diète absolue peut convenir dans les pays chauds et aux maladies fébriles extrêmement courtes. Dans nos contrées tempérées et froides, ainsi que dans les fièvres plus longues, nous avons besoin d'une nourriture plus forte et plus excitante : c'est donc la seconde forme de la diète ou *diète proprement dite* que nous employons communément.

Je vais énumérer les principales matières alimentaires qui entrent dans cette diète. Ce sont les *décoctions des céréales*, *l'eau albumineuse*, les *bouillons végéto-animaux*, le *lait* et *l'hydrogala*, les *potages* avec le pain et les pâtes alimentaires, les *crèmes*, les *fruits acides-doux*, les *compotes de fruits*, les *œufs frais* à peine cuits, les *coquillages*, les *poissons* à chair blanche et aqueuse, les *légumes verts*, les *viandes* tendres, succulentes et savoureuses, l'*eau*, le *vin mouillé*, etc.

On peut combiner ces matières alimentaires de manière à former, par exemple, cinq degrés de diète :

Premier degré. — Décoction des céréales, bouillon, eau albumineuse, lait.

Deuxième degré. — A ces boissons alimentaires, ajoutez les potages faits avec le pain et les pâtes alimentaires.

Troisième degré. — Aux aliments précédents joignez les crèmes, les compotes, les fruits acides-doux, les biscuits légers.

Quatrième degré. — Joignez-y les œufs frais à peine cuits, les coquillages, le poisson, le pain.

Cinquième degré. — Donnez de plus les légumes verts et les viandes.

Les trois premiers degrés conviennent à l'*état fébrile existant ;* les deux derniers appartiennent plus spécialement aux *périodes d'intermission* et de *rémission.*

La diète proprement dite rafraîchit et n'affecte pas péniblement les organes digestifs lésés par la fièvre. Les aliments qui la constituent se digèrent promptement, sont aisément absorbés et nourrissent suffisamment : elle est donc parfaitement appropriée à la nature irritante de l'état fébrile.

TROISIÈME RÈGLE

La quantité de nourriture doit être réglée d'après la sensation qu'éprouve le corps, d'après la nature de la maladie et d'après le tempérament du malade.

PREMIÈRE CIRCONSTANCE

Tirée des sensations qu'éprouve le corps.

Il est sans doute nécessaire de nourrir le fébricitant; mais il est indispensable de le nourrir de telle sorte que les aliments remédient à l'inanition et préviennent la lésion des organes digestifs sans aggraver la maladie : tuer le malade par excès de nourriture est aussi honteux que de le laisser mourir de faim.

Vous réglerez la quantité des aliments, non d'après un poids ou un nombre, mais d'après les sensations qu'éprouve le corps.

La fièvre et l'inanition impressionnent l'organisme d'une façon différente : la fièvre échauffe, anime, surexcite, enivre ; l'inanition anéantit les forces nerveuses et refroidit. La fièvre diminue et abolit le sentiment de la faim et le besoin de manger ; l'inanition les accroît au contraire et les exalte jusqu'à la fureur.

Les effets consomptifs de la fièvre et de l'inanition se développent sans doute parallèlement et se combinent ;

mais les impressions que ces affections provoquent s'excluent réciproquement.

A mesure que la fièvre s'accroît, que la chaleur contre nature devient plus intense et l'excitation mêlée de stupeur plus forte, le sentiment de la faim s'émousse, se perd, et le besoin de prendre de la nourriture s'évanouit.

A la période d'état, les impressions qu'éprouve le corps se rapportent toutes à la fièvre ; et, quelle que soit la durée de cette période, l'inanition ne se traduit plus que par son action amaigrissante.

Mais, au moment précis où l'état fébrile décroît, le sentiment de l'inanition se démasque ; et les impressions qu'en éprouve le corps deviennent d'autant plus dominantes que la fièvre est plus proche de sa fin. Toutes les impressions des convalescents se rapportent à l'inanition.

Le malade ne doit jamais cesser d'être alimenté ; mais la quantité de nourriture sera d'autant plus faible que domineront davantage les impressions produites par l'état fébrile, et d'autant plus forte que les impressions provoquées par l'inanition seront plus prédominantes.

Je vais citer un *aphorisme* de Broussais : « Quelle que soit, dit-il, la *débilité* qui accompagne les *irritations*, celles-ci fournissent seules les indications tant qu'elles sont assez violentes pour s'exaspérer par l'ingestion des aliments. Aussitôt que le contraire a lieu, la *débilité* fournit des indications qui se combinent avec celles qui dépendent de l'*irritation;* enfin, lorsque celle-ci a cessé, la *débilité* devient la maladie principale. »

DEUXIÈME CIRCONSTANCE

Tirée de la nature de la maladie.

Les médecins rapportent tous les états fébriles aux trois genres suivants : la *fièvre continue*, la *fièvre rémittente*, la *fièvre intermittente.*

Les fièvres rémittentes sont des fièvres continues à paroxysmes *quotidiens, tierces, quartes*, etc. Les fièvres intermittentes sont constituées par des *accès de fièvre* distincts revenant périodiquement *chaque jour,* chaque *deuxième*, chaque *troisième* ou *quatrième* jour, etc.

Les médecins distinguent encore la fièvre en *fièvre essentielle* et *fièvre symptomatique*. Ils considèrent enfin, dans l'état fébrile, les *symptômes prédominants* et les *affections diverses* qui peuvent s'y *combiner* ou s'y *compliquer*.

I. Les FIÈVRES CONTINUES. — Les fièvres continues ne présentent pas toutes la même durée : elles sont très courtes, *éphémères* ; elles sont plus étendues, *synoques ;* elles ont une durée fort longue, *décidentes.*

Les *fièvres éphémères* se terminant en vingt-quatre ou quarante-huit heures, durant au plus trois jours, vous pouvez, si le sujet est robuste, s'il n'est pas déjà affaibli par le manque de nourriture, vous pouvez, dis-je, le soumettre à l'abstinence absolue. Plus la maladie est courte, en effet, moins il faut nourrir le malade.

Dans les *synoques* et les *décidentes*, vous alimenterez avec d'autant plus d'abondance que la maladie sera plus longue. Une alimentation trop restreinte est toujours dangereuse dans une maladie de long cours ; elle est plus dangereuse même qu'une alimentation plus forte.

L'évolution de la fièvre dans les *synoques* ne présente pas toujours les mêmes caractères. Les synoques sont *homotones* ou *acmastiques*, *paracmastiques*, *épacmastiques*.

La fièvre, dans les *synoques homotones*, présente dès le début un haut degré d'intensité et se maintient à son apogée jusqu'aux approches de la crise, alors elle tombe et cesse rapidement ; par exemple, la *Pneumonie idiopathique franche*. Il faudra tout d'abord restreindre le plus possible la quantité de nourriture ; et vous laisserez le malade à ce régime jusqu'après la crise.

La fièvre, dans les *synoques paracmastiques*, fait tomber immédiatement le malade dans l'état le plus grave, mais arrivée à son apogée, elle se calme progressivement jusque vers le temps de la crise ; par exemple, la *Scarlatine*. Mettez d'abord le malade à la diète absolue ; nourrissez-le ensuite d'autant plus abondamment que la maladie s'éloignera de son extrême acuité.

La fièvre, dans les *synoques épacmastiques*, commence doucement, croît et s'exaspère de jour en jour, elle éclate enfin avec violence, puis tombe et cesse rapidement ; par exemple, la *Rougeole*. Vous diminuerez donc progressivement la quantité de nourriture, et vous soumettrez le malade à la diète absolue quand l'affection sera parvenue à l'extrême acuité.

Dans les *fièvres décidentes*, l'état fébrile s'accroît peu à peu jusqu'à la période d'état, se maintient longtemps au même degré, puis tombe et cesse progressivement; par exemple, la *Fièvre typhoïde*. Vous donnerez, dans ces maladies, une nourriture d'autant moins abondante que l'affection s'approchera du plus haut degré de sa période d'état, et d'autant plus abondante qu'elle s'en éloignera davantage.

Quel que soit, d'ailleurs, le caractère de l'évolution fébrile, vous diminuerez toujours les aliments, vous supprimerez même toute alimentation avant la crise et pendant la crise qu'accompagne l'exaspération des phénomènes fébriles.

Dans les fièvres continues, le soir, la fièvre est toujours plus intense ; elle est plus faible le matin. Vous donnerez donc fort peu de nourriture dans la soirée, un peu plus dans la matinée.

II. Les fièvres rémittentes. — Vous supprimerez toute nourriture dans les paroxysmes des rémittentes; et vous donnerez les aliments pendant la période de rémission.

III. Les fièvres intermittentes. — Si la fièvre éphémère revient périodiquement, de manière à constituer une intermittente, vous attendrez l'intermission pour alimenter le malade, et vous lui donnerez d'autant plus de nourriture que l'intermission sera plus longue.

IV. La fièvre essentielle et la fièvre symptoma-

TIQUE. — La fièvre essentielle, pour si légère qu'elle soit, supprime complètement l'appétit et abolit presque la digestion. La fièvre symptomatique diminue simplement le besoin de prendre et trouble peu les fonctions de l'estomac et de l'intestin. Ainsi, dans la Pneumonie idiopathique franche, l'appétit se perd d'abord et ne revient qu'à la chute de l'état fébrile. Dans la *Phthisie*, au contraire, même avec fièvre forte, l'appétit existe encore : le phthisique demande des aliments et les digère s'il n'y a pas de lésions de l'estomac et de l'intestin. La fièvre symptomatique supporte donc beaucoup plus d'aliments que l'essentielle.

V. LES SYMPTÔMES PRÉDOMINANTS ET LES AFFECTIONS DIVERSES. — Diminuez la quantité des aliments lorsque les *pieds se refroidissent*, car ce refroidissement est d'ordinaire le signe avant-coureur d'un paroxysme.

Supprimez toute nourriture pendant le *frisson*, l'*algidité* et l'*ardeur fébrile* portée à l'extrême.

La *chute brusque de la chaleur fébrile* et le *délire* qui surviennent inopinément vers la fin de la période d'état des fièvres décidentes sont souvent l'effet de l'inanition. J'en ai vu de remarquables exemples dans la fièvre typhoïde. Alimentez alors plus abondamment.

Augmentez de même la quantité des aliments si les *évacuations intestinales* sont fort abondantes et affaiblissent sensiblement l'organisme.

Lorsque la *fluxion sanguine sur le poumon* est intense et provoque un sentiment de chaleur brûlante, une grande oppression et un point de côté fort douloureux, il faut supprimer toute nourriture et ne donner de nouveau des aliments qu'après avoir amoindri l'intensité de la fluxion.

TROISIÈME CIRCONSTANCE

Tirée du tempérament des malades.

« Le tempérament, dit P.-J. Barthez, est l'ensemble des affections constantes qui spécifient, dans chaque homme, le système entier des fonctions. » Or, parmi les circonstances principales qui affectent et modifient d'une façon constante le système entier des fonctions de l'homme, je distingue, avec les maîtres de l'art, le *degré d'énergie* ou l'*état des forces,* l'*âge,* le *sexe*, la *constitution*, les *habitudes*, enfin l'*état politique* et le *climat*.

Je laisse de côté l'action des causes politiques, d'autant que nous ignorons encore le mode et le degré d'influence que l'affection constante, produite par ces causes, est susceptible d'exercer sur la nature de l'état fébrile.

Hippocrate n'a rien dit, du moins à ce que je crois, des rapports de l'alimentation dans la fièvre aux formes constitutionnelles de l'homme. Je me borne donc, sur ce point, à la prescription suivante : ne ménagez pas la nourriture aux personnes d'un âge mûr chargées d'embonpoint et dont la constitution est restée molle et torpide, car elles résistent difficilement ; chez ces personnes, l'énergie est vite épuisée, et parfois elles succombent inopinément.

Les observations d'Hippocrate sur l'âge, le sexe, les habitudes et le climat se réduisent à quelques aphorismes que je vais citer :

« Les vieillards, dit-il, supportent bien l'abstinence ; viennent ensuite les personnes d'un âge mûr. Les jeunes gens et les femmes la supportent mal, les enfants moins bien encore, surtout ceux qui sont très vifs ».

L'état fébrile ne modifiant pas ces dispositions naturelles, vous les prendrez pour guides lorsqu'il s'agira de fixer la quantité des aliments.

Hippocrate dit encore :

« Vous donnerez moins de nourriture aux gens sobres, davantage à ceux qui d'ordinaire mangent beaucoup ; et vous la ferez prendre autant que possible suivant l'ordre habituel des repas.

« Il est nécessaire, de donner une quantité d'aliments plus grande en hiver et dans les climats froids qu'en été et dans les climats chauds. »

J'arrive aux indications fournies par l'état des forces. Indications majeures ! car il faut, avant toute chose, soutenir et entretenir l'énergie. Je les considérerai sous deux points de vue : en elles-mêmes et d'une façon générale ; ensuite dans les *maladies aiguës,* ce qui me permettra de jeter un coup d'œil sur la nature médicatrice de ces affections.

I. — Le degré d'énergie doit être déterminé par rapport

à la durée probable et à l'intensité de l'état fébrile. Les forces du malade sont-elles suffisantes, lui permettront-elles, quoique affaiblies, de parvenir à la crise sans trop fléchir? que l'alimentation soit restreinte. Sont-elles décidément insuffisantes? usez plus libéralement de la nourriture. Quelles que soient, d'ailleurs, les circonstances tirées de la nature du mal, de l'âge, du sexe, des habitudes, etc., alimentez quand même le malade dont l'énergie s'épuise trop rapidement ou dont les forces sont anéanties.

II. — Les maladies aiguës sont essentiellement résolubles : l'évolution morbide accomplie, l'affection n'existe plus, et l'organisme se trouve définitivement rétabli dans son état naturel.

Puisque les maladies aiguës sont essentiellement résolubles, le médecin n'a qu'à favoriser leur évolution :

1° En éloignant ou réprimant tout ce qui peut troubler la régularité de cette évolution ;

2° En soutenant l'énergie.

Vous remplirez la première indication en écartant les causes occasionnelles, en réprimant les symptômes qui mal à propos deviennent prédominants, en remédiant aux complications. Vous remplirez la seconde par l'emploi d'une alimentation appropriée.

La fièvre ne forme point, dans toutes les maladies aiguës, un fait essentiel. La fièvre manque souvent, en effet, dans certaines phlegmasies aiguës, ou bien n'y est qu'accessoire, très légère d'ailleurs et prompte à s'évanouir. Je donnerai, comme exemple de ces phlegmasies, les *fluxions catarrhales* bénignes de la conjonctive, des fosses nasales, de la gorge, etc. Dans ces maladies aiguës, il est à peine besoin de s'écarter du régime de vie ordinaire, à moins que la fluxion catarrhale n'affecte simultanément la muqueuse des organes digestifs.

Dans les maladies aiguës fébriles, qu'elles soient ou ne soient pas phlegmasiques, la fièvre forme toujours un fait essentiel. Dans les maladies aiguës fébriles non phlegmasiques, la fièvre même représente souvent seule l'état morbide.

Les maladies aiguës où la fièvre forme un fait essentiel nous livrent une indication commune. Dans ces sortes de maladies, il faut entretenir l'énergie tout en maintenant la chaleur fébrile dans un degré modéré. Vous remplirez cette indication au moyen de la diète et des tempérants émollients. La diète entretient l'énergie tout en modérant la chaleur contre nature; les tempérants émollients agissent simplement sur la chaleur fébrile : ils la modèrent et même la répriment lorsqu'elle devient ardente.

L'emploi réglé de la diète et des tempérants émollients est la seule méthode de traitement qui convienne aux maladies aiguës fébriles qui sont *simples, régulières* et *bénignes*. Dans son application à ces maladies, elle prend les noms de *méthode expectante*, *médecine expectante* et d'*expectation*, parce que le médecin, agissant comme spectateur, laisse aller la Nature médicatrice dégagée de toute entrave et se borne à soutenir l'énergie de l'organisme.

La diète et les tempérants émollients conviennent encore aux maladies aiguës fébriles qui sont *irrégulières*, *graves* et *malignes* ou *compliquées;* mais, dans la curation de ces maladies, leur application ne forme plus, en général, qu'une partie de la méthode de traitement. On les combine, en effet, dans une médication plus ou moins complexe avec les divers moyens curatifs indiqués par la nature variée de la maladie. Ici, le médecin ne se borne plus à contempler les efforts de la Nature médicatrice ; il intervient, non pas seulement pour soutenir l'énergie, mais pour dégager et diriger la réaction, pour la susciter au besoin : voilà pourquoi cette méthode a reçu le nom de *médecine agissante*.

SECONDE ÉTUDE

Du Régime des convalescents.

I.

La convalescence débute au moment précis où se termine le mal, et finit quand l'énergie naturelle, épuisée par la maladie, est entièrement reconstituée.

L'organisme, en état de convalescence, rétablit lui-même son énergie par un exercice des fonctions nerveuses et nutritives, d'abord plus actif et qui devient ensuite par degré de plus en plus conforme à l'état de santé.

La convalescence évolue régulièrement lorsqu'il existe un rapport étroitement concordant entre l'énergie de l'activité digestive et l'accroissement des forces de tout le corps. Hippocrate a dit : « Au sortir d'une maladie, manger beaucoup sans que le corps profite est un mauvais signe. »

II.

Le travail de restauration, qui est le fait essentiel et constitutif de la convalescence, s'exécute par des organes affaiblis et souvent lésés.

Deux ordres de lésions rendent laborieuse la convalescence :

1° La lésion des organes digestifs, qui met obstacle à la reconstitution de l'organisme par l'alimentation ;

2° La lésion du système nerveux et des organes locomoteurs, qui met obstacle à la reconstitution de l'énergie par l'exercice.

Quand il n'existe aucune lésion de ces organes, le rétablissement est très prompt.

III.

La convalescence peut être troublée par un régime de vie mal ordonné.

Il est aussi nuisible de gorger le convalescent de nourriture que de lui en donner trop peu, de le priver de l'exercice convenable que de pousser l'exercice jusqu'à la fatigue.

Proportionnez donc avec exactitude les aliments et l'exercice au degré d'énergie des fonctions digestives et musculaires, afin que ces moyens de rétablissement ne deviennent pas une occasion de troubles nouveaux en épuisant encore l'organisme et en aggravant les lésions.

IV.

Le sommeil prolongé est non moins utile que l'exercice des fonctions locomotrices.

Vous jugerez que le sommeil du convalescent est réparateur aux signes suivants :

Sommeil profond, doux et paisible qu'on dissipe aisément ; physionomie calme exprimant le bien-être ; attitude naturelle ; réveil spontané pour boire, manger, uriner, aller à la selle ; intelligence au réveil lente, paresseuse, mais lucide ; peau moite, souple, agréable au toucher ; le pouls ralenti, la respiration régulière, etc.

Il ne faut jamais interrompre le sommeil du convalescent ; mais rétablir peu à peu, s'il est nécessaire, les alternatives régulières de sommeil et de veille en concordance avec la nuit et le jour.

P.-J. Barthès a fait plusieurs observations intéressantes sur le sommeil des convalescents.

« Il est essentiel de remarquer, dit-il, que, quoiqu'il existe dans le sommeil une diminution générale de l'exercice des fonctions, l'organisme doit avoir un degré assez considérable d'énergie pour que la fonction du sommeil suive les lois naturelles de sa durée et de ses retours.

« On a vu souvent, dans le déclin et dans la convalescence des maladies aiguës, que des veilles persévérantes étaient causées par la seule impuissance de dormir, et que la faculté du sommeil était rendue aux malades dès qu'on avait augmenté leurs forces par une nourriture plus abondante.

« De même que le régime fortifiant et les analeptiques sont indiqués dans ces cas, ils le sont aussi dans l'état léthargique de certains malades convalescents de fièvres aiguës, qui est causé par l'impuissance de veiller. »

V.

Au premier sentiment d'appétit, vous diminuerez sensiblement la quantité des boissons.

Les boissons aqueuses, émollientes, sucrées, prises en trop grande quantité pendant la convalescence, énervent l'estomac, troublent les digestions et provoquent le vomissement.

Vous supprimerez par la même raison les crèmes de riz, d'orge et de gruau.

Vous ajouterez au bouillon, aux potages, au lait, le jus ou la gelée de viande, les œufs de poule, une petite quantité de viande grillée ou rôtie, un fragment de pain. Vous augmenterez en proportion la quantité de vin rouge.

A mesure que s'accroîtront l'énergie des fonctions digestives et parallèlement les forces du système locomoteur, vous augmenterez la quantité des aliments tirés des animaux.

Et, lorsque vous serez arrivé à cette période où, les fonctions ayant recouvré toute leur stabilité, l'organisme non seulement achève la réparation des pertes éprouvées, mais reconstitue les réserves de matière organique nécessaires à la continuité de l'activité nutritive, vous joindrez, par degré, à la chair des animaux, des légumes frais et peu à peu les divers aliments qui entrent dans le régime ordinaire de l'homme.

VI.

Dans la convalescence, l'appétit est naturel quand il est modéré et soutenu.

Tout va bien lorsque le convalescent distingue nettement la saveur des mets et qu'il déguste le vin, lorsqu'il redemande enfin les aliments préférés.

Il est dangereux pour le convalescent d'assouvir sa faim. « Les forces ne reviennent pas, dit Hippocrate, lorsque le convalescent mange trop. »

D'abord, vous donnerez peu de nourriture à la fois et les repas seront multipliés. Le convalescent qui mange peu à la fois et qui met un espace de temps suffisant entre ses repas digère bien et se fortifie.

Plus tard, vous diminuerez progressivement leur nombre et vous augmenterez à chaque repas la quantité de nourriture.

Tout à fait à la fin de la convalescence, vous reproduirez la disposition habituelle des repas.

Le convalescent mangera peu le soir, afin que la digestion ne trouble pas le sommeil.

Il mâchera avec soin et lentement les parties alimentaires solides.

Vous accorderez plus de nourriture aux enfants, aux

adolescents, aux jeunes hommes qu'à l'homme fait et au vieillard.

Vous donnerez plus de nourriture à celui qui a l'habitude de manger beaucoup; vous en accorderez moins à celui qui a l'habitude de prendre peu.

Vous agirez d'après la même règle pour les boissons fermentées, pour le vin et les liqueurs.

VII.

S'il survient de la fièvre ou quelque signe d'irritation gastro-intestinale, vous diminuerez la quantité de nourriture et vous donnerez, s'il y a lieu, un purgatif ou un vomitif.

Mais vous éviterez de confondre les vomissements de l'*inanition* avec des symptômes d'*indigestion* ou de *phlegmasie* de l'estomac.

Dans l'inanition, si vous supprimez toute nourriture, les troubles gastriques s'aggravent; si vous nourrissez malgré les vomissements, les troubles gastriques cessent, à moins que l'inanition ne soit irrémédiable.

Vous combattrez assidûment la *constipation*, qui occasionne de la tympanite, des bouffées de chaleur, des douleurs abdominales, de l'anorexie, des maux de tête, etc. Vous donnerez donc, suivant la nécessité, un lavement chaque jour ou chaque deuxième ou troisième jour.

VIII.

Il est quelquefois nécessaire de réveiller l'appétit, d'exciter et de soutenir l'action de l'estomac, d'accroître enfin l'hématose.

Vous remplirez cette indication, en offrant au convalescent des aliments plus savoureux, plus variés, en lui donnant un air plus pur, plus frais, plus fréquemment renouvelé.

Si ces moyens ne suffisaient pas, vous ordonneriez quelque médicament tonique.

Parmi les remèdes usités en pareil cas, je distingue les suivants :

1° Les eaux minérales artificielles : *eau gazeuse simple*, *eau acidule saline*, *eau alcaline gazeuse*, etc. Ces eaux seront prises pendant les repas.

2° La *Liqueur balsamique acide*. Cette composition sera prise immédiatement après chaque repas à la dose d'une petite cuillerée.

3° Les compositions de fer. On donnera aux grandes personnes la *limaille de fer porphyrisée*, *le fer réduit par l'hydrogène*, *les pilules ferrugineuses*. On donnera aux enfants les *sirops de phosphate de fer*, *de citrate de fer ammoniacal*, *de tartrate ferrico-potassique*, *de quinquina ferrugineux*. Vous ferez prendre ces compositions pendant le principal repas et toujours en très petite quantité.

4° Les compositions amères, telles que la *tisane de bois de quassi*, de *petite centaurée*, etc. Ces compositions se prennent en mangeant, ou bien avant ou après le repas, suivant qu'on veut exciter l'appétit, le soutenir ou favoriser la digestion.

5° Enfin, la *potion de quinquina au lait* ou *au chocolat*.

IX.

Aussitôt que le convalescent sera en état de sortir de la maison, vous le ferez promener au grand air, d'abord en voiture, puis à pied, ensuite à dos d'ânesse ou à cheval.

L'exercice sera pris avant le repas. Après il pourrait troubler la digestion.

Le convalescent évitera de se refroidir ; il ne sortira d'abord qu'aux belles heures du jour et redoutera surtout l'humidité du matin et du soir.

L'exercice ne sera jamais poussé jusqu'à la fatigue. Il sera toujours en rapport avec le degré d'énergie des forces musculaires.

Vous ne négligerez pas les bains, les frictions et le massage.

Enfin, le convalescent ne reprendra l'usage d'une

volupté, d'ailleurs modérée, que lorsqu'il sera définitivement rétabli.

Quand le rétablissement traîne en longueur et que l'émaciation ne disparaît pas, le seul moyen d'y porter remède est d'envoyer le malade suivre la diète convenable à la campagne ou bien dans une station hydrominérale agréablement située.

X.

J'ai inventé la *potion de quinquina au lait* et *au chocolat* en faveur des convalescents.

Potion de Quinquina au Lait.

Quinquina Calisaya	5	grammes.
Eau commune	300	—
Lait de vache.	70	—
Sucre	20	—

Réduisez le quinquina en poudre grossière. Faites-le bouillir dans l'eau jusqu'à ce que le décocté ne pèse plus que 100 grammes. Laissez infuser pendant douze heures. Agitez, passez et ajoutez le lait de vache et le sucre.

L'agitation a pour but de répandre uniformémen dans la liqueur le *rouge cinchonique*, qui se dépose aisément.

La décoction de quinquina, passée après douze heures

d'infusion, pèse environ 70 grammes. Elle est opaque, rouge, exhalant le parfum du quinquina, légèrement amère.

La potion de quinquina au lait a une belle couleur d'acajou. Sa saveur et son parfum rappellent le goût et l'odeur des ingrédients qui la composent. L'amertume y est à peine sensible.

Faites-la prendre, en une fois et de bonne heure, le matin, préalablement chauffée au bain-marie. On agitera d'ailleurs la bouteille, afin de faire disparaître le dépôt de *rouge cinchonique* qui peut s'y être formé.

Une heure après, le convalescent, s'il se sent de l'appétit, fera un léger déjeuner.

Potion de Quinquina au Chocolat.

On obtient cette potion en ajoutant à la potion précédente une certaine dose de chocolat.

Voici la manière de la préparer :

Quinquina Calisaya	5	grammes.
Eau commune	300	—
Lait de vache	70	—
Chocolat à la vanille	20	—
Sucre	20	—

Réduisez le quinquina en poudre grossière. Faites-le bouillir dans l'eau jusqu'à ce que le décocté ne pèse plus que 100 grammes. Laissez infuser pendant douze heures. Agitez et passez.

Faites dissoudre le chocolat dans le lait. Mêlez-y la décoction de quinquina et ajoutez le sucre.

La potion de quinquina au chocolat est très gracieuse au goût et flatte agréablement l'odorat.

Vous la ferez prendre aux convalescents, en vous conformant aux prescriptions données ci-dessus pour l'administration de la potion de quinquina au lait.

3630. — Paris. — Imprimerie Ve Ethiou-Pérou, rue Damiette, 2 et 4.

3030. — Paris. — Imprimerie Ve Éthiou-Pérou, rue Damiette, 2 et 4.

www.ingramcontent.com/pod-product-compliance
Ingram Content Group UK Ltd.
Pitfield, Milton Keynes, MK11 3LW, UK
UKHW020509230726
13925UKWH00005B/2121